CHIRURGIE D'HIPPOCRATE [1].

RECHERCHES HISTORIQUES

SUR

L'ORIGINE DU TRAITÉ DU MÉDECIN,

Suivies d'une traduction nouvelle de ce livre, avec Notes et Commentaires,

PAR J. E. PÉTREQUIN, D. M. P.

Professeur à l'école de médecine de Lyon, ex-chirurgien en chef de l'Hôtel-Dieu de la même ville, correspondant spécial de la Société de médecine de Paris, de l'Académie royale de médecine de Belgique, etc.

§ 1er. Introduction.

Tout homme qui donnera à la France une bonne traduction des livres [de chirurgie] d'Hippocrate, luy fera un présent très-précieux.
(A. DACIER, 1697.)

Le *Traité du Médecin* peut être considéré comme un fragment d'une sorte de manuel de chirurgie à l'usage des étudiants ; il est consacré aux éléments de la science, et, à ce ti-

---

(1) Occupé depuis plusieurs années d'un grand travail *sur les maladies des os et des articulations*, j'ai cru devoir, pour le compléter, remonter aux sources de la chirurgie antique ; et Hippocrate, comme

tre, il m'a paru former le préambule naturel de la chirurgie d'Hippocrate. Mais, avant de l'admettre, il importe d'abord d'en discuter la légitimité.

L'absence de tout témoignage décisif à cet égard dans l'antiquité a rendu ce problème très-difficile à résoudre : ni Erotien ni Galien ne mentionnent ce livre, et nous devons avouer que les modernes ne lui sont pas favorables. On a objecté aussi

---

le prince de l'art, a été consulté avec une religieuse attention. J'ai conféré le texte grec avec les traductions de ses livres chirurgicaux ; et, en cherchant à remédier aux diverses disparates qu'on rencontre dans la plupart (le lecteur en jugera), j'ai été conduit peu à peu à refaire le travail en entier. J'en offre aujourd'hui un spécimen.

Ce qui m'a encouragé dans cette voie difficile, c'est que la chirurgie hippocratique abonde en richesses peu connues, et qu'il n'en existe pas encore de traduction spéciale et complète dans notre langue. J'ai ajouté des notes de deux ordres : 1° *Notes sur le texte*, pour éclaircir certains passages, signaler quelques interprétations peu exactes et rétablir la physionomie médicale de l'auteur, m'efforçant toujours d'éclairer la philologie par la médecine, *et vice versâ*. La discussion des divergences ou des fautes des traducteurs m'a paru fournir le meilleur commentaire du texte et le plus instructif. J'ai placé ces notes au bas des pages, pour les mettre directement sous les yeux du lecteur, qui de la sorte pourra mieux en juger. La plupart ont besoin d'être confrontées avec le grec. 2° *Commentaire médical*, avec l'analyse du traité, pour servir à l'histoire de l'art et à l'intelligence des pratiques, des instruments et des médications dont il est parlé. On regrette que les questions exclusives de philologie aient trop souvent fait négliger aux interprètes ce genre important de recherches. J'ai renvoyé ces notes à la fin de chaque chapitre, pour former un corps d'expositions techniques et de doctrines sur la chirurgie antique.

Pour ce *Traité du Médecin*, j'ai eu constamment sous les yeux les textes grecs de Foës, Heurn, Vander-Linden, Chartier et Kuhn, sans parler de Demercy ; j'ai consulté les versions latines de Cornarius, Heurn et Foës, et les traductions françaises de Dacier, Gardeil, Demercy, et celle de M. Daremberg, qui se distingue par la science de l'interprétation et des notes. Je regrette beaucoup que cette partie du savant ouvrage de M. Littré sur Hippocrate n'ait pas encore paru.

qu'il est oublié par la série des commentateurs anciens, et qu'il manque même dans la plupart des manuscrits arrivés jusqu'à nos jours. Mercuriali le relègue parmi les traités de la dernière catégorie (4ᵉ classe) qui ne sont ni d'Hippocrate ni de ses disciples. Grunner (*Cens.*, p. 82) le rejette aussi comme apocryphe. Il n'a pas non plus trouvé faveur auprès d'Ackermann, de Sprengel et de Linck. M. Littré le refoule parmi les écrits *incertæ sedis* (9ᵉ classe), et il ajoute : « Dans le silence des anciens commentateurs, il n'est pas possible de se faire une idée sur l'origine de l'opuscule *du Médecin.* » (*Introd.*, 1839, t. I, p. 414). Pour M. Daremberg, cette origine reste également fort obscure (*trad.* d'Hipp., 1843, p. 23); il pense qu'il n'a été admis que fort tard dans la collection hippocratique (2). Piérer, de son côté, s'exprime ainsi : « Critici omnes eum rejiciunt, cùm rara auctor in Grœciâ bella esse agat, et discipulum jubeat in extera castra peregrinari, qualia tempora post Perseum in Græciâ fuerunt, non Hippocratis ævo, quo bellum Peloponesiacum tot annis sævivit. »

Mais j'objecterai d'abord que l'auteur grec ne tient pas ce langage : « Comme dans la pratique de nos villes, écrit-il, on a très-peu d'occasions d'apprendre la chirurgie des blessures (attendu qu'il est rare qu'il y ait dans nos cités des guerres tant civiles qu'étrangères), il faut, pour s'y rendre habile, suivre les armées qui vont faire la guerre au dehors; c'est

---

(2) Je n'ai pu, dit M. Daremberg, consulter d'autres manuscrits que 2255 ; il est le *seul, de tous* ceux qui sont à la Bibliothèque royale, qui contienne *le Médecin.* » (Trad. d'Hipp., p. 395, et *Préf.*, p. iij). Ici la mémoire de ce savant le trompe : il est encore indiqué dans l'*index* du Nᵒ 2146, et se trouve en effet dans le *texte*, folio 318 *verso*. (Voyez Littré, *Introd.*, p. 581). On a eu tort d'ailleurs d'avancer qu'il manque dans presque tous les manuscrits; car il existe dans un bon nombre d'exemplaires. M. Daremberg lui-même rapporte plusieurs variantes recueillies dans divers manuscrits par Sambucus, Servinus et Fevreus. M. Thomas le signale également dans un manuscrit de Munich. (Voy. Littré, tom. IV, pag. 76). Nous savons qu'il existe à Venise et à Rome, etc.

ainsi qu'on pourra devenir très-exercé dans cette branche de l'art. » Ainsi, il se borne à dire qu'il faut sortir de l'enceinte des villes pour se former à la chirurgie militaire; or cela ne cessait pas d'être vrai pour les Sporades, et pour Cos en particulier, même pendant la guerre du Péloponèse, qui d'ailleurs en resta généralement éloignée. On a donc forcé le sens du texte. Au reste, cette guerre se termina en 405, et de cette époque à 375, date présumée de la mort d'Hippocrate, n'y a-t-il pas un intervalle plus que suffisant pour placer la composition de cet opuscule et justifier notre conjecture? Enfin (et ceci est un argument qui n'est point sans valeur), nous ferons observer que ces conseils réalisent pour *la chirurgie* l'exécution des mêmes préceptes qu'Hippocrate donne pour *la médecine* dans l'opuscule *de la Loi* généralement admis comme légitime (3).

Piérer est évidemment allé trop loin, quand, voulant fixer l'époque de ce livre, il a ajouté : « Etiam verosimile est libellum post divisionem artis prodiisse. » Il entend parler de l'école d'Alexandrie (4)... Mais la division de l'art n'est nulle part formulée explicitement dans le *Traité du Médecin*. Le titre lui-même περὶ ἰητροῦ prouve que le mot était encore à sa signification primitive, qui était de qualifier indistinctement tous ceux qui traitaient les maladies. Est-il besoin de rappeler que, jusqu'à l'école alexandrine, l'adjectif ἰητρική désigna tout ce qui concernait l'art de guérir, médecine et chirurgie?

Ce traité remonte donc à une époque antérieure; de l'aveu de M. Littré, « cet opuscule porte un caractère d'ancienneté qu'il n'est guère possible de méconnaître. » (*Introd.*, p 417).

---

(3) « C'est après avoir apporté les conditions nécessaires à l'étude de la médecine, c'est après en avoir pris une connaissance exacte, qu'*il faut parcourir les villes*, afin de n'être pas seulement médecin de nom, mais médecin de fait. » (*La Loi*, trad. Daremberg, p. 5.)

(4) « iisdemque temporibus in tres partes medicina diducta est, ut una esset, quæ victu ; altera, quæ medicamentis; tertia, quæ manu mederetur. » (Celse, *de Re Medic.*, lib. I, *Præf.*)

En effet, sa tournure didactique, l'état des connaissances chi-
rurgicales qu'il expose, les formes du style et la pureté de
l'ionisme, tout concorde à le faire rapporter à l'école de Cos.
Foës et Chartier le trouvent conforme à l'esprit d'Hippocrate,
et digne de lui appartenir. Eustache a admis qu'il avait été
connu des anciens, en supposant qu'Erotien, qui vivait sous
Néron, en avait commenté un mot dans son Glossaire (5).
Mais, objecte M. Littré, « comme Erotien n'a pas relaté le
livre *du Médecin* dans sa liste, ce ne peut être ce livre qu'il
désigne. » (*Introd.*, p. 413). Toutefois, le grammairien de
Rome s'est plus d'une fois départi de cette règle; et, dans son
explication des termes difficiles de la collection hippocratique,
on en trouve plusieurs en dehors des traités qu'il énumère
dans son catalogue. M. Littré en fait lui-même l'aveu : « Il est
vrai, dit-il, qu'on rencontre dans son Glossaire quelques mots
appartenant à des traités qu'il n'a pas jugé à propos de men-
tionner dans sa liste (*ibid.*). ὁμιλίη serait ici dans ce cas, d'a-
près Eustache. M. Littré lui assigne une autre origine : « Il a
été pris, je pense, au Traité *des Airs, des Eaux et des Lieux*
qu'Erotien appelle *des Saisons et des Lieux.* » (*Introd.*,
p. 413). Or, une nouvelle difficulté surgit : c'est que ce terme
ne s'y trouve pas; voici comment M. Littré essaie de l'expliquer : « Beaucoup de mots, interprétés par Galien ou Erotien,
ne se rencontrent pas non plus dans la collection hippocratique, ayant été expulsés par des gloses et des erreurs de co-
piste. » Quoi qu'il en soit de cette conjecture, et sans vouloir
juger le différend entre ces deux grandes autorités, on ne peut

---

(5) « ὁμιλίη a trois significations : ici, ce sont les *habitudes* de
l'homme, venant de ὁμοῦ εἰλεῖσθαι (*unà versari,* vivre ensemble); c'est
simplement *juxta-position* et *contiguité* dans cette phrase du *Traité
des articulations* : l'os du bras touche (ὁμιλέει) au cotyle de l'omo-
plate. C'est l'*expérience*, quand l'auteur dit : Cet art doit s'acquérir
non par des discours seulement, mais aussi par la pratique (ὁμιλίη).
Cela se trouve dans le *Traité des saisons et des lieux.* » (Erotien
Glossar., ed. Franz, p. 272.)

nier qu'il y ait quelque différence entre deux hypothèses dont l'une se fonde sur la présence d'un mot dans un écrit connu quoique non catalogué, et dont l'autre suppose la préexistence de ce mot dans un traité où il ne se retrouve plus.

Mais poursuivons : j'ai été frappé de l'analogie saisissante qui existe entre le paragraphe VI *du Médecin* et celui *de l'ancienne Médecine*, où l'exemple des ventouses est invoqué pour démontrer la théorie de l'attraction des humeurs suivant la forme des organes. Ce ne sont pas les mêmes termes, mais c'est la même pensée, et ces deux morceaux sont écrits sous l'inspiration d'une doctrine si homogène que ces deux paragraphes s'expliquent l'un par l'autre et supposent la même main. Le parallélisme de ces deux passages ne saurait être plus complet ni plus démonstratif, comme on va en juger; je choisis à dessein deux traductions, faites sans idée préconçue sur un point historique que je cherche à établir :

De l'ancienne Médecine : « S'il s'agit d'attirer des liquides du reste du corps, lesquels des organes creux et déployés, ou solides et ronds, ou creux et de larges devenant étroits, lesquels, dis-je, auront la plus grande puissance? Pour moi, je pense que ce sont ceux qui, étant creux et larges, vont en se rétrécissant. On en peut juger par ce qui est visible au dehors : la bouche ouverte, vous n'aspirerez aucun liquide; mais rapprochez les lèvres en les allongeant et en les comprimant, et vous aspirerez tout ce que vous voudrez, surtout si vous ajoutez un tuyau. De même les ventouses qui, larges au fond, se rétrécissent vers le goulot, ont été imaginées pour attirer les humeurs hors des chairs. » (*Trad.* Littré.)

Du Médecin : « Lorsque la fluxion est rassemblée en un point fort éloigné de la superficie des chairs, il faut que la ventouse ait le col étroit, mais qu'elle ait un large ventre... Les ventouses de cette espèce attirent en droite ligne et amènent parfaitement vers la superficie des chairs les humeurs éloignées. » (*Trad.* Daremberg.)

L'analogie ne saurait être plus frappante; et ce qui lui donne encore plus de portée et une valeur plus significative, c'est qu'elle spécifie une ère ancienne de la médecine : en effet, le faux Timée de Locres parle aussi des ventouses; mais, au lieu d'expliquer leur action par leur forme, il l'explique par l'horreur que la nature a du vide. Celse l'entend de même : *Spiritus adductus* (liv. II, chap. 11). Or, comme la publication du Traité *de l'ancienne Médecine* est antérieure à Platon qui en parle (voyez Littré, *Introd.*, chap. 4 et 12), et que dans la collection hippocratique peu d'écrits ont aujourd'hui une authenticité aussi bien démontrée, il en résulte pour le fragment *du Médecin* une double conséquence et pour sa date et pour son origine.

Voici un autre rapprochement qui nous fournira un argument non moins péremptoire : l'auteur *du Médecin*, après avoir donné quelques conseils sur « *la chirurgie qui concerne les blessures par armes de guerre et l'extraction des traits,* » termine ainsi : « Nous avons déjà traité de tous ces points dans d'autres ouvrages. » Il renvoie ainsi à un livre de chirurgie militaire, aujourd'hui perdu. Or, Galien en parle à diverses reprises sous le nom de *Traité des blessures dangereuses*, et deux fois il l'attribue formellement à Hippocrate. M. Littré, après avoir recueilli et rapporté les quatre citations qui se trouvent dans la collection galénique, ajoute : « Il est certainement fâcheux que nous ayons perdu ce livre de la chirurgie hippocratique, ces fragments ne rendent cette perte que plus regrettable. » (*Introd.*, p. 424). —D'un autre côté, Erotien admet parmi les œuvres légitimes du prince de la médecine un *Traité des traits et blessures*, dont il commente ensuite un mot dans son Glossaire. (*Præf.*, p. 22; *Gloss.*, p. 74.) D'après le contexte *du Médecin*, il sera évident pour tous qu'il s'agit ici d'un seul ouvrage sous ces deux titres, surtout si l'on veut bien remarquer avec nous que dans l'*index* du manuscrit n° 2146 de la Bibliothèque royale de Paris, catalogué par M. Littré (*Introd.*, p. 530), on lit successivement : « *des blessures dangereuses,—de l'extraction des traits.* » Cette seconde phrase indique sans doute une tête de chapitre de ce Traité, dont le texte d'ailleurs ne se trouve pas ensuite reproduit dans

la copie. S'il pouvait rester quelque doute, il s'évanoui-
rait lorsque Foës prouve, par une note tirée d'anciens manuscrits, que ces deux traités sont un seul et même livre. Or,
son authenticité étant établie par Erotien et Galien, et l'auteur *du Médecin* étant le même que celui *des Traits et Blessures*, la conséquence est forcée.

Toutefois je ne m'arrêterai pas là ; je puis en fournir encore
d'autres preuves, que je puiserai dans ses rapports avec un
traité qui n'est pas perdu comme celui *des blessures dangereuses*. L'auteur *du Médecin*, après avoir dit quelques mots
sur les ulcères 1° *fistuleux*, 2° avec excroissances charnues
(ὑπερσαρκεῦντα), 3° herpétiques ou serpigineux (ἑρπυστικά), etc.,
ajoute : « Nous avons exposé ailleurs les signes qui les carac-
térisent et le traitement qui leur convient. » Il renvoie ainsi,
sans le citer nominativement (6), au *Traité des ulcères* que
nous possédons dans la collection hippocratique. Or, avant
d'aller plus loin, rappelons que ce dernier est attribué
à Hippocrate d'une manière positive par Erotien et Galien ; et, malgré l'opposition de quelques critiques modernes,
M. Littré remarque que, en l'absence de preuves contraires,
« le plus sûr serait de ne pas s'écarter de l'avis des anciens. »
(*Introd.*, p. 353). Voyons donc ce qu'on peut en tirer pour la
thèse historique que je viens défendre : j'y remarque d'abord
que la symptomatologie et surtout la thérapeutique des ulcères y sont traitées avec détail, comme l'annonce l'auteur *du
Médecin*. J'y trouve la désignation des ulcères par les mêmes
expressions : ὑπερσαικίει..... ἰσθιομένοισι καὶ ἑρπυστικοῖσι, etc. (Vander Linden, p. 567). Après ces similitudes d'expressions,
voici quelques citations qui seront encore plus probantes :

---

(6) C'est l'habitude d'Hippocrate, quand il renvoie à ses autres ouvrages : « Les écrivains de la collection hippocratique n'ont pas souvent nommé leurs propres livres…: et dans les cas où les renvois se
réfèrent à des traités encore existants, le renvoi désigne le livre tout
autrement que par le titre qu'il porte aujourd'hui. » (Littré, *Introd.*,
p. 151.)

Du Médecin : « On ajustera exactement sur l'ulcère le linge qui doit le recouvrir, et l'on placera ensuite le cataplasme tout autour du siège de la plaie. Cette manière d'employer le cataplasme est conforme aux règles de l'art, et d'une très-grande efficacité. »

Des ulcères : « Si vous jugez qu'il soit besoin d'un cataplasme, il ne faudra pas l'appliquer sur la plaie, mais tout autour, afin de laisser sortir le pus et de ramollir les indurations ambiantes. » (Vander Linden, p. 667, n° II). Le même conseil est répété textuellement plus loin (p. 668, n° VI). Ailleurs il est dit : « Lorsque l'ulcère est modifié, mais que cependant il y reste de l'inflammation ainsi qu'à son pourtour, on mettra un cataplasme... en plaçant préalablement une compresse fine et propre. » (*Ibid.*, p. 669, n° VIII). Pourrait-il y avoir plus d'analogie et d'unité?

En veut-on encore un autre exemple? Il a trait aux scarifications des veines :

Du Médecin : « Il est certaines parties du corps d'où le sang s'échappe avec tant de vitesse qu'il devient difficile de l'arrêter : telles sont les varices et quelques autres veines; il faut n'y pratiquer que d'étroites ouvertures : alors il ne sera pas possible qu'il survienne une hémorrhagie excessive. Il est d'ailleurs avantageux, parfois, de tirer du sang de ces veines. »

Des ulcères : Quand il y a sur le devant de la jambe des varices, soit très-apparentes, soit un peu cachées dans les chairs, mais brunes et livides, et qu'elles semblent demander une évacuation de sang, il faut bien se garder d'y pratiquer des scarifications; car souvent il résulte de l'incision de ces varices de très-grands ulcères. On doit se borner à y faire des piqûres de temps à autre, selon le besoin. » (Vander Linden, p. 678, n° XVI.)

Je ne pousserai pas plus loin ce parallèle ni ces rapprochements; que pourraient-ils ajouter de plus à la démonstration de ce point d'histoire médicale? Ils suffisent, si je ne me trompe, à la thèse que j'ai soulevée, et désormais, parmi les écrits hippocratiques regardés comme les plus authentiques, il y en aura peu qui aient une origine mieux établie que le *Traité du Médecin.*

Si cependant on objecte qu'il ne se trouve pas mentionné dans l'antiquité, ce n'est pas là une fin de non-recevoir ni une difficulté insoluble ; et quand même il ne serait pas en notre pouvoir de répondre, la question serait loin d'être jugée contre nous. Il faut, en effet, considérer que les nomenclatures qu'on possède de la collection originale sont très-incomplètes (7), et qu'il nous reste très-peu de chose des ouvrages des commentateurs. Peut-être aussi le livre *du Médecin,* qui n'est qu'un fragment, aura-t-il été détaché de quelques-uns des écrits hippocratiques perdus, et désigné ensuite sous un nom différent ; et cette conjecture paraîtra au moins fort plausible, si l'on réfléchit avec nous que c'est là précisément ce qui est arrivé pour le morceau intitulé d'abord *des Veines* (8), puis intercalé dans celui *de la Nature des Os,* et distrait primitivement du *Mochlique.* C'est là encore ce qui est arrivé, sans parler de quelques autres (9), pour le livre *des Jours critiques* que M. Littré a prouvé être tiré du *Traité des Semaines,* qu'il a eu le bonheur de retrouver dans une traduction latine, etc. Ajoutons enfin, que les titres des diverses par-

---

(7) M. Littré a judicieusement fait observer à ce sujet : « Les titres de certains traités n'y figurent pas ; mais ce n'est point une raison pour croire qu'ils n'aient été ni connus ni commentés... ; car les listes complètes des ouvrages admis et expliqués par les auteurs (anciens) ne nous sont pas arrivées, et nous n'en possédons que des fragments. D'ailleurs, il est facile de voir que beaucoup de traités se supposent mutuellement. » (*Introd.,* p. 141.) Ce jugement d'un critique aussi compétent est ici d'une grande autorité.

(8) « Ce morceau que Galien cite quelquefois sous le nom de descriptions *des Veines,* se trouvait, de son temps et du temps des commentateurs les plus anciens, joint au livre *du Mochlique ;* aujourd'hui il est placé à la fin du livre qui, dans nos éditions, porte le titre de livre *sur la nature des Os.* » (Littré, *Introd.,* p. 150.)

(9) « Dans quelques éditions de l'antiquité, le livre *des Fractures* et celui *des Articulations* formaient un seul traité qui portait le titre commun de traité *sur l'Officine du Médecin.* » (*Introd., Ibid.*)

ties de la collection hippocratique n'ont pas toujours été l'œu-
vre des auteurs eux-mêmes, mais bien souvent le fait des
éditeurs qui leur ont fait éprouver plus d'une altération (10).

Quoi qu'il en soit de ces explications, il n'en reste pas
moins démontré que le livre *du Médecin* renferme pour la
chirurgie les mêmes conseils que l'opuscule *de la Loi* pour la
médecine ; qu'il est empreint d'une frappante analogie de
doctrine avec celui *de l'ancienne Médecine,* dont l'authenticité
est parfaitement établie ; que l'auteur en est le même que celui du *Traité des traits et blessures,* qu'Erotien et Galien s'ac-
cordent à classer parmi les œuvres les plus légitimes de la collection ; qu'enfin il est aussi le même que l'auteur du *Traité
des ulcères,* que ces deux critiques attribuent également à
Hippocrate, et où l'on trouve des passages entièrement paral-
lèles pour le fond et pour la forme, etc. (11).

Puissé-je avoir résolu cet important problème d'histoire
naturelle! Je serais heureux d'avoir rattaché un fleuron à la
grande couronne d'Hippocrate, qui fait la gloire de la médecine grecque et l'admiration de tous les siècles !

---

(10) « Les titres des livres hippocratiques, dit M. Littré, n'ont rien
de fixe. Ils ne sont nullement le fait des auteurs qui ont composé
l'ouvrage. » (*Introd.*, p. 151). Et ailleurs : « La main des arrangeurs
s'immisça avec utilité sans doute, mais souvent aussi avec arbi-
traire. » (*Ibid.*, p. 153.)

(11) Il nous semble que, de ces rapprochements nouveaux et in-
attendus, il résulte aussi un nouvel argument en faveur du traité
des Ulcères qui, par suite de nos recherches, se trouve ainsi relié
aux œuvres les plus légitimes : *de Lege ; de priscá Mediciná ; de Vul-
neribus et Telis.*

Il est donc permis d'admettre que l'opuscule *du Médecin* pouvait
faire partie de la collection hippocratique qu'on désignait du temps
de Suidas sous le nom de *Hexacontabiblos,* véritable encyclopédie
médicale des temps anciens, *qui omnem medicam scientiam et sa-
pientiam continet* (Suidas).

§ II. Traité du Médecin.

(περὶ ἰητροῦ, DE MEDICO).

I. Cet écrit est le code du médecin (a), et enseigne comment il doit disposer de son officine.

Ce doit être une règle de sa conduite de rechercher les moyens d'avoir un teint frais et de l'embonpoint, autant du moins que sa complexion le comporte (12). Car beaucoup de gens s'imaginent que ceux dont le corps n'est pas ainsi dans un bon état, ne sauraient soigner convenablement (la santé) des autres. Il faut aussi qu'il soit d'une grande propreté sur sa personne, qu'il porte une mise décente, et des parfums agréables, dont l'odeur irréprochable ne soit suspecte pour personne (13) ; car, en général, tout cela plaît aux malades.

(a) *Voyez le § III, pag.* 34

(12) « Et qu'il paraisse doué naturellement d'une complexion excellente. » (Demercy). Ce n'est pas exactement le sens : « Quo modo bene coloratus et corpulentus erit, juxta existentem in ipso naturam. » Dans Platon (Polit. III), Socrate est d'un sentiment bien opposé à celui-ci : car il veut que le médecin ait eu toutes sortes de maux, et qu'il soit fort valétudinaire, et cela par deux raisons : la première, afin qu'il connaisse toutes les maladies par sa propre ex périence ; et la seconde, afin qu'il paraisse qu'il entretient et conserve sa vie par la force de son art. « Les malades, ajoute Dacier, seront assez du goût de Socrate ; mais celui d'Hippocrate plaira davantage aux médecins. » (Dacier, *trad.* d'Hippoc., 1697, I, page 172).

NOTA. La plupart de ces Notes veulent être lues en confrontation avec le texte grec.

(13) Les imitateurs de Foës ne paraissent pas avoir bien saisi le sens quand ils traduisent : *Citra omnem odoris suspicionem* (Foës). *Odeurs qui ne soient ni dangereuses ni suspectes* (Dacier). *N'ayant absolument aucune odeur* (Gardeil). Le texte porte : « Des parfums de bonne odeur, mais d'une odeur qui soit sans soupçon pour tout le monde, ἀπροσπτώτως. » Et, en effet, on ne peut guère comprendre des

Il doit rechercher cet esprit de sagesse qui ne se borne pas à savoir se taire, mais qui consiste dans une vie parfaitement réglée ; rien, en effet, ne contribue davantage à la réputation du médecin. Il devra joindre les bonnes manières aux bonnes mœurs, et savoir toujours allier la gravité avec la philanthropie ; car, avec trop d'empressement à parler comme à agir (14), lors même que cela pourrait parfois être utile, on

---

parfums sans aucune odeur. J'ai trouvé un excellent commentaire de cette pensée dans le passage suivant de Montaigne : « Et les bonnes senteurs estrangières, on a raison de les tenir pour *suspectes* à ceulx qui s'en servent, et d'estimer qu'elles soyent employées pour couvrir quelque défault naturel de ce costé-là. » (Essais, l, I, c. 55.) Martial avait déjà dit : « Hoc mihi *suspectum* est quod oles bene, posthume, semper. » (L. II, ep. 12). Demercy a traduit : « Des odeurs agréables et non suspectes, qui en général plaisent aux malades. » Il a eu tort de confondre les deux phrases ; car ce ne sont pas seulement les parfums agréables, c'est aussi la bonne apparence, la propreté et la décence de la mise qui plaisent aux malades, en un mot, *tout cela*, comme je l'ai traduit. Notre interprétation se trouve d'ailleurs justifiée par le traité des *Préceptes*, où on lit : « Vitanda autem etiam frictio per sudaria propter medendi auctoritatem, odorque ambitiose affectatus. » (Foës, pag. 28.)

(14) Les traducteurs ne paraissent pas avoir complétement saisi le sens de ce passage : *Promptitudo temeraria et facilitas* (Carnarius, Foës). *La trop grande facilité étant toujours méprisée* (Dacier). *La promptitude et la hardiesse ne peuvent manquer d'attirer le mépris, quand même elles serviraient à gagner plus d'argent* (Gardeil). *La trop grande facilité* (Demercy), etc. Il y aurait là tautologie. Or, Hippocrate, au lieu de tomber dans le pléonasme, exprime deux idées : la précipitation à parler, τὸ προπετές, qui fait contraste avec τὸ σιγᾶν, savoir se taire ; et la précipitation à agir, τὸ πρόχειρον, opposée à une vie grave et parfaitement réglée, σεμνὸν καὶ πάνυ εὔτακτον. Ma remarque montre combien les pensées de l'auteur s'enchaînent. Voici ma justification : προπέτεια, « peculiariter linguæ præcipitantia. » (Scapula, *Dict.*). Προπετής, prompt à parler, qui n'est pas maitre de sa langue (Planche, *Dict.*). Πρόχειρον, de homine dictum promptus, interdum et temerarius » (Scapula). « Téméraire, prompt à agir. » (Planche.)

s'expose à la déconsidération. Il faut saisir l'à-propos (15).
Ces mêmes qualités ont en effet plus de prix, quand on en
use rarement.

Quant à son maintien et à sa physionomie, il doit se mon-
trer méditatif, sans austérité; autrement il passerait pour
glorieux et misanthrope. Celui qui s'abandonne à un rire im-
modéré et à une gaîté sans bornes, se rend insupportable;
aussi ne doit-on pas moins se garder de ce défaut (16). Que la
justice et la probité règnent dans toutes ses relations; il y
trouvera souvent un puissant secours (17), dans les grands

---

(15) Σκεπτὸν δὲ ἐπὶ τῆς ἐξουσίης. Demercy est inintelligible. « En effet,
en considérant le but le plus utile, ce qui est rare a toujours plus de
prix. » M. Daremberg, qui d'ordinaire est si exact, semble ici donner
un autre sens : « Le médecin doit donc veiller à son autorité. » Il
s'est peut-être laissé entraîner par Cornarius, qui a traduit cette
phrase d'une manière défectueuse : « Scopum autem præfigere oportet potestatem facultatum suarum. » Rétablissons d'abord le texte
qui est altéré : Foës veut qu'on lise σκεπειν (δει). Je propose de rétablir le mot σκεπτέον, que je crois avoir été altéré par la faute des co-
pistes. Cette leçon est justifiée par la présence de plusieurs adjectifs
verbaux analogues, qu'Hippocrate emploie à peu de distance dans ce
même chapitre; ainsi l'on trouve successivement συνοπτέον considerandum, χρηστέον utendum, φυλακτέον et φευκτέον vitandum, etc. Cette
tournure est fort employée dans les bons auteurs; elle est fréquente
dans la *Rhétorique* d'Aristote : ainsi καὶ περὶ ἁπάσας τὰς κατηγορίας
σκεπτέον (l. II, c. 7; voy. aussi l. I, c. 10, et l. II, c. 19, etc.). Ceci
posé, nous traduirons le passage en litige : *On doit faire attention à
l'emploi de ces qualités.* Foës, dans ses notes, a bien commenté ce
passage, qu'il a non moins bien traduit : « At considerandum quando
his uti liceat. » « Le médecin, dit Dacier, doit bien distinguer les
occasions où il a la liberté de se servir de l'une ou de l'autre. »

(16) « Tout ceci est à observer soigneusement. » (Gardeil). Ce
n'est pas le sens; le texte porte : « Hoc enim tale vitandum est non
minus. »

(17) Dacier et Demercy ont omis cette phrase : « L'amour de la justice sert en tant d'occasions. » (Gardeil). La traduction littérale serait : « Oportet enim pluribus auxiliari justitiam. » Mot à mot : « Il
faut que la justice vienne en aide dans beaucoup de choses. »

et intimes rapports qui existent entre ses malades et lui. Car
ceux-ci se livrent sans réserve entre ses mains ; à toute heure
il est admis auprès de leurs femmes, de leurs filles, et parmi
les objets les plus précieux : il faut donc qu'au milieu de tout
cela il sache rester maître de lui-même. Tel doit être le médecin au physique et au moral.

II. Relativement aux préceptes sur l'art de guérir, à l'aide
desquels on peut devenir artiste habile, il faut d'abord considérer les principes par lesquels l'adepte devra commencer à
s'instruire (18). Aussi bien, tout ce qui se fait dans l'officine
pour le traitement des malades est proprement du domaine
des étudiants (19).

La première chose est de bien choisir l'emplacement de
cette officine, et il sera convenable s'il n'y souffle aucun vent
incommode, si le soleil ou le grand jour ne s'y fait pas sentir
d'une manière fatigante. Une grande clarté peut n'être pas
nuisible pour le médecin (20), mais il n'en est pas de même
pour les malades ; il faut surtout se mettre à l'abri de cette
vive lumière qui serait de nature à causer des maladies des

---

(18) « Il faut commencer par le choix de celui de qui on se propose d'apprendre l'art. » (Gardeil). C'est un contre-sens. Foës a bien
traduit : « A quibus (præcepta) discendi initia sumendi debent. »
Demercy a fait un autre contre-sens : « Quant à l'art lui-même,
remontons à ses premiers principes, de manière à pouvoir commencer tout de suite à le pratiquer. » Cette double erreur surprend d'autant plus que Foës et Dacier avaient bien saisi le sens d'Hippocrate ;
le voici littéralement : « Quæ vero ad artem medicam præcepta (pertinent), per quæ possibile est fieri artificiosus, primo consideranda,
a quibus discendi initia discipulus sumet. »

(19) « Ceux qui l'enseignent ont chez eux tout ce qui s'y emploie. »
(Gardeil). On ne s'explique pas ce nouveau contre-sens : « Quæ igitur
in officinâ medicâ curantur, fere ad discentes pertinent. » (Cornarius).

(20) « La lumière vive est incommode à ceux qui servent. » (Gardeil). C'est le contre-pied du texte : « Lux enim splendida medenti-
bus quidem non est molesta » (Cornarius).

yeux (21). Telles sont les règles à observer sur l'influence de la lumière. Ajoutons qu'on ne doit jamais recevoir le jour en face; car cela incommode beaucoup ceux qui ont la vue faible : la moindre cause, en effet, suffit pour troubler une vue déjà affaiblie. Telle est la manière de ménager l'usage de la lumière (22).

Que les siéges soient bien de niveau et, autant que possible, d'une hauteur proportionnée à la taille des malades, afin qu'ils puissent s'y asseoir convenablement (23).

III. Que le chirurgien ne se serve d'airain que pour les instruments de l'art : c'est, à mon avis, un luxe déplacé que d'employer des ustensiles de ce métal. Qu'il procure à ceux qu'il traite de l'eau bonne à boire et pure; que les pièces à

---

(21) « Eviter la trop grande clarté, *qui est insupportable dans les maladies des yeux.* » (Demercy). Ce n'est pas le sens : « Per quem oculos ægrotare (Cornarius), offendi (Foës) contingit. »

(22) « Il est nécessaire de disposer de la même manière de *la lumière artificielle.* » (Demercy). Rien n'indique la lumière artificielle : « Luce itaque hoc modo utendum est. » (Cornarius).

(23) Cette phrase, fort difficile, ne paraît pas avoir été bien comprise, comme on va en juger : « Sellæ altitudine sint æquales (Cornarius, Gorris, Foës, Heurnius), ut illis sese accommodent (Foës), ut, in ipsis ægri collocentur » (Cornarius, Heurn.). « Les siéges doivent être assez élevés (Demercy), d'une hauteur égale (Daremberg). » « Si l'on interprète, comme je l'ai fait d'abord, dit M. Daremberg (page 393), que *les siéges doivent être égaux en hauteur,* on ne comprend guère l'utilité d'une pareille recommandation ; si l'on entend avec Heurn qu'ils ne doivent pas être *vacillants,* le précepte est bien banal. Dacier traduit *ni trop hauts ni trop bas,* ce qui n'est pas dans le texte. » On ne saurait mieux condamner les traductions antérieures ; que faire donc ? « Ne pourrait-on pas, poursuit M. Daremberg, regarder δίφρους comme signifiant non pas un *siége* dans l'acception restreinte de ce mot, mais une espèce de *lit chirurgical* destiné aux opérations, et traduire ὁμαλοὺς par *uni,* c'est à-dire sans inégalités? » Comme il paraît assez, cette version, d'ailleurs ingénieuse, condamne la propre interprétation de l'auteur ; quant à moi, qui crois devoir conserver au mot δίφρους sa signification réelle, je traduis : « τοὺς δὲ δίφρους ὁμαλοὺς, que les siéges, bien de niveau, εἶναι τοῖς ὕψεσιν ὅτι μάλιστα soient

absterger soient propres et douces (24); qu'il ait des compresses pour les yeux, des éponges pour les plaies, car toutes ces choses nous semblent être par elles-mêmes d'un grand secours (25).

Tous les instruments doivent être faciles à manœuvrer et bien appropriés à leur usage, et pour la grandeur, et pour le poids, et pour la finesse. Il doit veiller à ce que tout ce qu'il emploie soit parfaitement convenable, surtout ce qui doit rester longtemps en contact avec la partie malade : tels sont les bandages, les médicaments, les compresses pour les plaies et les cataplasmes ; car la durée de leur application sur les régions malades est toujours plus ou moins longue (26). Quant au reste, comme lever les appareils ou pansements, rafraîchir et nettoyer les plaies, et y pratiquer des lotions, tout cela doit être l'affaire d'un instant ; et s'il y a quelque chose à modifier, il importe de déterminer quand il faut faire

---

autant que possible tels par leur hauteur, ὅπως κατ'αὐτους ὦσιν qu'on soit bien en rapport avec eux, c'est-à-dire qu'ils soient bien proportionnés à la taille des malades, pour qu'on y soit bien assis ; ce qui donne un sens logique et naturel. Hippocrate, dans son *Traité des fractures*, emploie souvent ἐμαλὸς dans le sens de *uni, de niveau* : ἐφ'ὁμαλοῦ καὶ μαλθακοῦ κεῖσθαι, « que le membre cassé repose sur un coussin tendre, mais bien de niveau, etc. »

(24) « Avoir des brosses fines pour les frictions de la peau. » (Demercy). Il n'est pas question de brosses ni de frictions dans ἀπομάγματι. A la vérité, les dictionnaires grecs sont ici défectueux : « Abstergimentum, id quod ex abstersione colligitur (Scapula), purgamenta (Schrevelius), ce qu'on ôte en nettoyant, ordure » (Planche). Mais, ainsi que nous le traduisons, ce mot signifie ici *ce qui sert à nettoyer :* « extersoriis (Cornarius), detersoriis (Foës, Chart.), les frottoirs (Dacier), ce dont ils s'essuient (Gardeil), etc. »

(25) « La propriété qu'ont les éponges de se gonfler par elles-mêmes les rend très-utiles. » (Gardeil). Ce singulier contre-sens est inexplicable : « Hæc enim per se magno auxilio esse videntur. » (Foës).

(26) Gardeil a omis cette phrase, et n'a pas compris la transition μετὰ ταῦτα *quæ postea consequuntur* (Foës). transition que Cornarius n'a pas rendue, non plus que Demercy.

plus ou moins. Suivant, en effet, qu'on fait un bon emploi de ces deux choses ou qu'on les néglige, il en résulte une grande différence (27).

IV. L'application du bandage, faite suivant les règles de l'art, soulage beaucoup le malade (28). Il est deux choses importantes qu'il faut savoir mettre à profit, c'est de faire porter la pression sur le point convenable et de serrer modérément. On se règle sur les époques de l'année pour couvrir plus ou moins la région malade; il importe donc de connaître les parties faibles, pour n'être pas alors embarrassé sur celui des deux partis à prendre (29). Quant aux bandages recherchés,

---

(27) Toute cette phrase est fort difficile. Demercy est inintelligible : « Il faut bien prendre garde à ce qui est fait, suivant le temps ou suivant l'occasion. » Il s'agit, dans les pansements, du plus ou du moins à l'égard du temps, et de déterminer si l'on doit y revenir plus ou moins souvent, afin d'en faire une application à propos et de ne pas les négliger, sans quoi il en résulte de grandes différences : « Quid verò faciendum, et ubi magis aut minùs convenit, considerare oportet, utrorumque enim usus opportunus aut negligentia magnam differentiam habet. » M. Daremberg semble s'être un peu éloigné du sens : « Car le bon emploi de ces deux choses est propre ; mais, si on les néglige, il en résulte de grands dommages. » J'en dirai autant de Dacier : « L'un et l'autre sont très-bons quand on s'en sert à propos, mais il ne faut pas les confondre. »

(28) J'ai traduit : « Est autem arti medicæ accomodata deligatio, ex quâ qui curatur commodum percipit. » M. Daremberg suit un autre sens : « Il y a en médecine une espèce particulière de bandage, dont le médecin peut se servir avec utilité. » Le lecteur jugera entre nous. Je remarquerai que j'ai pour moi Foës, Dacier et Demercy.

(29) « Hic locus, dit Foës, non parùm mihi suspectus est : quidam istud ad deligationem referunt... Cornarius fortiorem adhihuit, ut ἐπισχῆ (pro ἐνισχῶ) legisse videatur... Intelligo pro anni tempestate partem vel integendam esse vel nudandam; videndum tamen esse ne, partis imbecillitate deceptus, utro horum utendum sit, hæreas ac veluti ignoranter hæsites. Scio tamen aliam esse mentem Calvo et Gorrhæo. » (Foës). « Avoir égard à la saison pour voir s'il faut couvrir ou non, c'est-à-dire mettre des linges et des compresses sous

bons seulement pour l'ostentation, et sans utilité réelle, il faut les rejeter; tout cela est ridicule, sent tout à fait le charlatanisme, et souvent même ne fait que nuire aux malades : or ils ne demandent pas d'ornement, mais du soulagement.

A l'égard des opérations de chirurgie qui se font par le fer et par le feu, la célérité et la lenteur sont également recommandables; car(suivant les cas) on emploiel'une ou l'autre(30). Si l'opération ne consiste que dans une seule incision, il importe de la faire promptement; car, comme on ne peut opérer sans faire souffrir, il faut que la douleur dure le moins possible : c'est ce qu'on obtiendra si l'incision est rapide*. Mais quand il est nécessaire de pratiquer plusieurs incisions, on doit opérer avec plus de lenteur; car alors l'opération, poursuivie d'un seul trait, occasionne des souffrances vives et continues, au lieu que, si l'on met des repos, on procure quelque relâche au patient (31).

---

la ligature, et faire un bandage serré ou lâche, afin qu'on ne pèche point en couvrant ou en serrant une partie faible trop ou trop peu. » (Dacier). C'est là, non une traduction, mais un commentaire.

(30) Demercy n'a pas compris la fin de la phrase : « Pour les opérations, la lenteur et la promptitude sont également nécessaires dans les cas où il faut opérer par le fer ou par le feu, car on se sert de l'un et de l'autre.» *L'un et l'autre* se rapportent, non au fer ou au feu, mais à la vitesse et à la lenteur, comme la suite le démontre.

* Omis. Dacier, Gardeil, Demercy.

(31) « Cette pratique était plus capable de nuire que d'être utile aux malades; de nos jours les opérations en plusieurs temps sont des faits exceptionnels. » (Daremberg). Je ne saurais partager cette opinion, malgré l'autorité de sa source; il ne s'agit pas ici d'*opérations en plusieurs temps,* mais d'un répit qu'on accorde au patient: διαλιπών, *intermittens* (Cornarius), *qui intermittit* (Foës), *en s'arrêtant* (Gardeil). *en mettant de l'intervalle* (Demercy). Or, ce précepte d'Hippocrate est très-sage; les opérateurs savent très-bien qu'au plus fort des souffrances il faut souvent laisser respirer un peu les malades (διαλιπών), pour leur faire reprendre force et courage : sans quoi on risquerait de les voir défaillir de douleur : il y aurait de l'inhumanité à ne pas accorder au patient quelques secondes de relâche pen-

V. Voici maintenant ce qu'il y a à dire au sujet des instruments : on peut se servir de lancettes aiguës ou effilées et de lancettes larges (32), mais nous n'en recommandons pas indifféremment l'usage dans tous les cas*; car il est certaines parties du corps d'où le sang s'échappe avec tant d'impétuosité qu'il devient difficile de l'arrêter : telles sont les varices et quelques autres veines; il faut n'y pratiquer que d'étroites ouvertures, car alors il n'est pas possible qu'il survienne une hémorrhagie excessive (33). Il est pourtant avantageux, parfois, de tirer du sang de ces veines (34). Quant aux régions qui n'offrent pas de danger, et où le sang n'est pas trop subtil, il faut se servir de larges lancettes : c'est le moyen de faire couler le sang; autrement il ne se ferait pas jour. Or, il est réellement tout à fait honteux, dans une opération, de ne point arriver à ses fins.

VI. Il y a aussi deux espèces de ventouses en usage (35).

---

dant une opération longue et douloureuse. L'éthérisation seule a changé cela.

(32) « Bistouris larges et affilés. » (Gardeil). Le terme technique est ici *lancette*. « De grandes et de petites lancettes » (Dacier, Demercy); c'est plutôt *larges* et *aiguës*, gladiolis acutis et latis » (Cornarius, Foës), ce qui correspond à nos lancettes *à grain d'orge* et *à grain d'avoine*. — * Omis. Dacier, Demercy.

(33) Cornarius a dû avoir une autre leçon pour traduire : « Neque enim possibile est *ut fluxus in his sistatur;* » ce qui est précisément le contre-pied du texte vulgaire.

(34) « Il suffit d'en tirer, quoiqu'on n'en tire pas beaucoup. » (Dacier). Demercy a copié ce contre-sens: « Il convient seulement d'en tirer assez, quoique ce soit peu. » Pourtant la phrase grecque est claire : « Convenit tamen aliquandò à talibus (venis) sanguinis detractionem facere. »

(35) Il y a ici une transition qui ne paraît pas avoir encore été bien comprise : « Cucurbitarum porrò duo modi commodi existunt.» (Cornarius). At verò cucurbitulæ duobus modis utiliter admoveri possunt. » (Foës). « On se sert des ventouses de deux manières. » (Gardeil). Cela n'est point exact; on n'a pas remarqué la particule δὴ (personne ne l'a traduite), qui est là pour les ventouses par opposi-

Lorsque la fluxion s'est formée loin de la superficie des chairs , il faut que la ventouse ait le col étroit, mais le ventre large, et qu'elle ne soit pas allongée du côté du manche (36), ni pesante. Avec cette forme, elle réussit à attirer en droiture et à amener parfaitement à la surface les humeurs les plus éloignées. Mais si le mal , plus grand, est répandu à travers les chairs , la ventouse , semblable à la première quant au reste, doit offrir un large goulot; elle pourra alors , en agissant sur une plus grande surface *, mieux attirer la fluxion morbide sur le lieu convenable (37). On ne saurait regarder le col d'une ventouse comme large, s'il ne peut embrasser à la fois une certaine étendue des chairs (38). Si elle est pesante , elle comprime les régions superficielles, et l'attraction s'exerce de préférence sur les parties profondes (39), si bien qu'on laisse

---

tion aux lancettes; » Duo etiam cucurbitarum genera esse usitata. » On doit traduire : « Il y a *aussi* deux sortes (τρόπους) de ventouses en usage » (de même qu'il y a deux sortes de lancettes). Si, comme M. Daremberg, on restitue φαμὲν, d'après le mss. 2255 et Imp. Sambuc., il faudra traduire : « Nous disons qu'il y a *aussi* deux, etc. »

(36) « Ipsa verò ventrem minimè amplum habeat, sed quâ parte manu apprehenditur, prominens sit. » (Foës). Ce passage est peu conforme au texte de l'*ancienne médecine*, qui lui correspond; et, comme M. Daremberg, je restitue, avec Imp. Sambuc., γαστρώδη μὲν, μὴ προμήκη, « ventrosa quidem, sed non prominens parte ad manum vergente; » ce qui donne un sens meilleur, avec une parfaite concordance des textes et des doctrines. * Omis. Dacier, Daremberg.

(37) « Elle est ainsi propre à attirer le plus de parties vers le lieu où on l'applique. » (Gardeil). C'est rester en quelque sorte à côté du sens : « Sic enim ex pluribus partibus id, quod dolorem facit, educere comperies ad locum convenientem. » (Cornarius).

(38) Gardeil donne, avec Foës, une autre interprétation qui est plausible : « Car il n'est pas possible qu'ayant le cou plus large, elle n'étende son action sur une plus grande surface. » « Neque enim circulus magnus esse potest (ου γὰρ οἶόν τι pour οὐ γὰρ οἴονται gorris), quin caro ex pluribus locis contrahatur. » (Foës). Demercy a fait un contre-sens : « Il y a des personnes qui pensent qu'elle ne peut embrasser beaucoup de chairs à la fois. »

(39) « Ce qui empêche l'attraction. » (Dacier). Cette traduction

souvent subsister le mal. Si donc il s'agit de fluxions retenues dans leur cours (40) et fort éloignées des parties superficielles, les ventouses à large goulot aspirent beaucoup d'humeurs des parties circonvoisines : il arrive alors que l'humidité attirée de ces points empêche, en s'interposant, la sortie de l'ichor qui provient de plus bas ; de sorte qu'on laisse les humeurs les plus nuisibles, tandis qu'on enlève celles qui ne l'étaient point (41). Relativement à la grandeur convenable à donner à la ventouse, il faut la proportionner aux parties du corps sur lesquelles on doit l'appliquer.

VII. Quand il y a des scarifications à ajouter (42), on doit les faire assez profondes (43) ; car il faut que le sang coule ou-

---

n'est pas fidèle : « Inferne autem magis detractionem facit. » (Cornarius). Demercy a donné dans une autre erreur : « Celle qui est pesante attire trop vers les lieux les plus élevés, en comprimant les parties les plus déclives. »

(40) M. Daremberg a lu ἀφεστῶσι avec Serv. et mss. 2255, et a traduit, comme Dacier, *fluxions profondes*. Mais il m'a semblé qu'alors il y avait pléonasme ; car *fluxions profondes* et *éloignées de la surjace* forme tautologie : j'ai donc conservé ἐφεστῶσι de vulg., c'est-à-dire *flux retenus dans leur cours* et ne pouvant s'échapper au dehors ; ce qui m'a paru donner un sens meilleur.

(41) * Omis. Demercy. — M. Struve critique ainsi la traduction de Cornarius : « *Contingit igitur humiditatem inde detractam apponi collecto inferne sub cucurbitâ seroso humori* (Cornarius) : atque sic fere Foesius, quasi ἐπιπροσθεῖν esset ab ἐπιπροστίθημι ; verte : *quo fit ut inde collectus* humor ante vertat atque impedimento sit seroso humori ex inferioribus *partibus collecto.* » (Struve, Program. Kœnigsberg, 1818).

(42) Nous noterons qu'Erotien et Galien ont expliqué ce mot dans leur Glossaire : καταχρούειν, id est κατασχίζειν, diffindere vel discindere (ed. Franz., pages 212 et 494). Remarquons que le mot propre est moins κατασχίζειν, *scalpello discindere* ; que κατασχίζειν, *scarificare*. Aussi Foës suppose que les interprètes ont lu l'un pour l'autre.

(43) Cette phrase a été très-diversement rendue : « Scarificationem subter cucurbitam adhibere (Cornarius), altius scalpellum adigere. » (Foës), « Faites les incisions perpendiculaires à la peau. » (Gardeil). J'ai cru devoir traduire κάτωθεν δέχεσθαι par *suscipere* ab *imo, inferne.*

vertement des parties qu'on incise : autrement, il ne faudra pas scarifier à l'endroit gonflé par le cercle de la ventouse. La chair, en effet, de la région malade est trop engorgée (44). On se servira de lancettes recourbées et pas trop étroites de la pointe (45); car il se présente parfois des humeurs gluantes et épaisses, et elles risqueraient de s'arrêter au passage si les incisions étaient trop étroites.

Quant aux veines du bras, il convient de les assujettir par des ligatures : chez bien des sujets, en effet, la chair qui les recouvre ne leur est pas fort adhérente, en sorte que, celle-ci venant à glisser, les deux ouvertures (*des téguments et du vaisseau*) arrivent à ne plus se correspondre (46). Il en résulte que la veine, ainsi recouverte, se gonfle, que l'écoulement du sang est empêché, et que par suite il se forme souvent une collection de pus. Or, une telle manière d'opérer entraîne deux graves inconvénients : de la douleur pour le patient, et de la déconsidération pour l'opérateur. Le même précepte s'applique à toutes les veines *.

Tels sont les instruments nécessaires dans toute officine, et dans le maniement (47) desquels l'élève doit se rendre exer-

---

(44) « ἀτονωτέρη, videtur legisse Cornarius, qui *debiliorem* carnem vertit. Indicat autem carnem compactam magis esse et contentam aut solidiorem, sanguine et humore attracto *distentam*, εὐτονωτέρη. » (Foës).

(45) « Courbes par la pointe et pas trop étroites. » (Dacier, Demercy); recourbées de la pointe, assez larges. » (Gardeil). J'ai, avec M. Daremberg, traduit comme Foës, Heurn et Cornarius : « Recurvis in summo non valdè acutis. »

(46) « Il arrive qu'on la (peau) coupe sans percer la veine. » (Gardeil). Ce contre-sens est d'autant plus inexplicable, que le traducteur ajoute de suite : « Cependant elle se gonfle *pour avoir été piquée.* » Il y a contradiction. — * Omis. Demercy.

(47) « Voilà les instruments qui sont nécessaires à un médecin qui veut devenir artiste. » (Dacier). Le sens n'est pas rendu : tout médecin, bon ou mauvais, doit être pourvu de certains instruments; mais on peut être plus ou moins habile à les manier, et c'est cet

cé*.--A l'égard des instruments pour arracher les dents et pour opérer la luette , on peut s'en servir de prime-abord , tant l'usage en paraît être simple et facile.

VIII. Passons maintenant aux abcès et aux ulcères , qui sont des maux d'un ordre plus grave. Pour les abcès , il faut beaucoup d'art pour les diagnostiquer (au début) , pour les dissoudre et les empêcher de se réunir en foyer (48) ; puis, arrivés à ce point, pour les faire aboutir à un endroit apparent et de peu d'étendue; enfin, pour amener la collection à un degré égal (de maturité) dans toute la tumeur (49) : car, si elle n'est pas également mûre, il est à craindre qu'elle ne crève et ne dégénère en un ulcère difficile à guérir. Il faut donc rendre la matière homogène par une coction uniforme, et ne point ouvrir l'abcès avant le temps , ni le laisser percer de lui-même (50). Nous avons traité ailleurs des moyens propres à procurer cette égalité de coction (51).

IX. Les ulcères paraissent avoir quatre marches diffé-

---

exercice qu'Hippocrate recommande : il fait deux catégories d'instruments, ceux qui demandent une étude préparatoire, et ceux qu'on peut employer d'emblée. — * Omis. Gardeil.

(48) « Pour les empêcher de *grossir* (Dacier, Demercy) , de se *durcir.* » (Gardeil). καὶ τὰς συστάσεις αὐτῶν κωλύειν , signifie : *et collectiones ipsorum impedire.* Foës l'a rendu par *concretiones,* ce qui a sans doute trompé Gardeil.

(49) « Et les (tumeurs) rendre lisses, quand elles sont inégales et raboteuses. » (Gardeil.) Le texte porte : « Que la matière qui forme la collection soit rendue égale dans toute la tumeur. »

(50) Gardeil a fait de ce passage une singulière traduction : « Quand les tumeurs, *les loupes* tombent, il faut rendre la cicatrice bien plénière, surtout ne pas les enlever témérairement. » On ne devine point où il a puisé ces idées.

(51) « Nous avons indiqué comment la suppuration peut être égale. » (Demercy). L'idée n'est pas rendue : « Quæ verò concoquendi æquabiliter vim habent, alibi dicta sunt. » Hippocrate fait allusion à son traité, aujourd'hui perdu, *des Médicaments maturatifs.*

rentes (52) : l'une en profondeur (53), ce sont les ulcères fistuleux et tous ceux qui, cachés sous une cicatrice (54), sont creux
en dedans ; l'autre en hauteur, tels sont les ulcères avec excroissances charnues (55); la troisième en largeur, comme ceux
qu'on appelle herpétiques ou serpigineux ; la quatrième (56)
enfin se développe uniformément, et cette marche est la seule
qui paraisse conforme à la nature* : tels sont les accidents qui
arrivent aux chairs. Tous présentent (à l'étude) un intérêt
commun (57). Nous avons exposé ailleurs les signes qui les ca-

---

(52) « Quatre chemins (Dacier, Demercy), quatre modes (Gardeil),
quatre directions » (Daremberg) πορεία, via iter. La *marche* d'une
maladie étant une expression technique, j'ai cru devoir l'adopter
comme le mot propre.

(53) « Les uns ont une marche déclive. » (Demercy). Ce n'est pas
le sens : ἐς βάθος, in profundum. » (Foës, Cornarius). Il s'agit de
ceux qui creusent en profondeur. Demercy a sans doute été trompé
par Dacier, qui traduit : « les uns vont en bas. »

(54) « Qui ont du pus caché. » (Dacier, Demercy). ὕπουλοι signifie *sub cicatrice latens.* L'erreur se retrouve dans la version de Cornarius : *quæ sanie plena sunt.* Heurn a bien traduit par *quæ sub cicatrice latientia sanie plena sunt.*

(55) « Ceux qui paraissent sur la chair » (Dacier, Demercy), quæ
carne superexcrescunt. » (Cornarius). L'auteur entend ceux qui
croissent en faisant saillie, par opposition à ceux qui croissent en
creusant, τὰ ὑπερσαρκοῦντα *excroissance de chair,* dans Dioscoride,
est synonyme de *caro supercrescens* dans Celse.

(56) « Il en est une quatrième espèce, et c'est la seule dont la
marche paraisse conforme à la nature. » (Daremberg). Quelle est, se
demande M. Daremberg (p. 398), cette marche conforme à la nature? L'auteur ne le dit point; il faut admettre ici une lacune. » En
effet, elle existe dans la version de Cornarius et dans le texte
et la traduction de Foës. — Toutefois elle a été complétée :
« J'ai, dit Dacier (tome I, page 175), ajouté ces mots εἰς ὁμαλές, *également,* qui seuls peuvent rendre ce passage intelligible. » Dacier se
trompe : cette addition était antérieure à sa traduction, qu'il publia
en 1697 ; car elle se trouve dans l'édition de Vander-Linden (tome I,
p. 50) qui parut en 1665; et déjà elle avait été proposée par Martin.
(Voy. Daremberg.) — * Omis. Gardeil.

(57) Phrase difficile et très-diversement comprise : « Pour tous il

ractérisent et le traitement qui leur convient. Quant aux moyens de dissoudre les engorgements qui les accompagnent (58), qu'ils soient solides ou creux en dedans, ou étalés en surface (59), il en a été traité convenablement dans d'autres ouvrages (60).

X. Voici maintenant ce qui en est des cataplasmes : on ne saurait apporter trop de soin à préparer les compresses (61),

---

y a les mêmes remèdes (Dacier, Demercy), le même mode de traitement, » (Daremberg). Cornarius avait dit : « Omnes communem rationem habent ad hoc quod ipsis conducit. » Foës et Gardell suivent un autre sens : « Omnes communem habent utilitatis rationem. » (Foës). « Chacun de ces modes peut avoir son utilité. » (Gardeil). Or, on ne comprend guère ni cette utilité, ni que le même traitement convienne à tous. Au lieu de πᾶσαι δὲ κοιναί τοῦ ζυμφέροντος, vulg. et mss. 2255, on peut lire avec Impr. Samb., et un mss., πάσαις δὲ κοινὸν τὸ ξυμφέρον, correction manuscrite que Dacier a trouvée (tome I, p. 176) à la marge d'un Hippocrate de Zuinger appartenant à Bourdelot. J'ai cru devoir traduire : *Tous présentent le même intérêt à étudier*, c'est-à-dire *sont également utiles à connaître.* Ce sens me paraît plus conforme à la chirurgie que celui que Foës a défendu dans ses notes, où il l'entend *de communi curandi methodo quod omnibus eadem conferat.*

(58) Τὸ ξυμφυόμενον a été diversement rendu : « Concretum (Cornarius), quod coaluit (Foës), les congestions (Gardeil), abcès. » (Daremberg). — Om. Dacier, Demercy. — Il me semble qu'il s'agit ici des tuméfactions qui se développent autour des ulcères, lesquelles forment d'abord des indurations ou enflures (οἴδημα), et peuvent plus tard dégénérer en abcès (φύματα), ou en fistules (συριγγώδη), mais qui ne sont primitivement que des obstructions ou engorgements.

(59) « Comment on parvient à résoudre les congestions, à remplir les vides, à contenir ce qui relève ou ce qui s'étend par côté. » (Gardeil). Cette version diffère essentiellement du texte ; la même remarque s'applique à ce qui suit.

(60) « Cette connaissance doit suffire d'après les signes qui ont été décrits. » (Demercy).

(61) « Il ne faut rien négliger au sujet des cataplasmes et des linges qui les assujettissent. » (Gardeil). Il s'agit, au contraire, des linges qu'on place préalablement sur la plaie.

lorsqu'on doit les appliquer immédiatement sur les parties malades ; on ajustera exactement sur l'ulcère le linge qui doit le recouvrir, et l'on placera ensuite le cataplasme tout autour du siége de la plaie (62). Cette manière d'employer le cataplasme est conforme aux règles de l'art, et d'une grande efficacité. Les applications médicamenteuses ont ainsi la propriété de favoriser la guérison de l'ulcère ; la compresse le protége (63). Pour les parties circonvoisines, le cataplasme (64) les soulage. Tel doit être l'usage de ces moyens *.

Quant au moment opportun pour l'emploi de chacun et à la manière de s'instruire de leurs propriétés (65), il faut ici abandonner cette étude, comme exigeant une connaissance plus approfondie de la médecine (66) ; elle ne regarde que ceux qui sont déjà plus avancés dans cet art.

---

(62) « Il faut qu'ils soient proportionnés à toute l'étendue du mal, de manière à en embrasser toute la circonférence. » (Demercy.) Le texte porte : Ajustez le linge sur l'ulcère, et le cataplasme tout autour : » « Cataplasmate per ambitum ulceris utaris » (Cornarius). (Voyez notre *Introduction*).

(63) Omis. Demercy. « Outre qu'il (le cataplasme) maintient l'appareil » (Gardeil), « et linamentum continere. » (Foës). M. Daremberg a pris le contre-pied de Foës, en admettant que ce sont les substances médicamenteuses qui maintiennent la compresse. Quant à Cornarius, on ne comprend pas qu'il ait pu traduire τὸ δ'ὀθόνιον φυλάσσειν par linteum conterendum est ac emolliendum. » il a dû lire probablement φλάσσειν. Il me semble que le sens est : « Les médicaments servent à la guérison de l'ulcère, *la compresse le protége*, et les cataplasmes agissent tout autour. »

(64) « Il faut avoir soin de bien préparer la charpie, car elle garantit entièrement les bords de la plaie. » (Demercy). Il n'est pas question de *charpie*, mais de cataplasme : « Partes ulceris exteriores cataplasma juvat. » (Foës). — * Omis. Dacier.

(65) « Aux circonstances qui demandent qu'on lui donne telle ou telle vertu. » (Gardeil). Il y a dans le grec : « Et quem admodum eorum quæ scripta sunt facultates addiscere oporteat. » (Foës).

(66) « Ceci demande une plus grande aptitude en médecine. » (De-

XI. A notre objet se rattache la chirurgie qui concerne les blessures par armes de guerre et l'extraction des traits. Or, dans la pratique des villes, on a fort peu d'occasions de s'y former; car, dans tous les temps (67), il est rare de voir dans nos cités des guerres (68) tant civiles qu'étrangères (69). Ces accidents sont, au contraire, très-fréquents et presque journaliers dans les expéditions du dehors (70). Il faut donc que celui qui veut devenir bon chirurgien s'enrôle et suive les armées en campagne (71), c'est ainsi qu'il pourra devenir très-exercé dans cette branche de l'art.

XII. Nous avons exposé (72), à ce sujet, ce qui paraît de-

---

mercy). Le texte porte : « Talia enim longè præstantissima in studio medicinæ sunt. » (Cornarius). « Majorem artis medicæ diligentiam exigunt. » (Foës).

(67) « Pendant la vie d'un homme. » (Heurn., Dacier). — Omis. Foës, Demercy.—La phrase grecque signifie : « Per omne tempus. » (Cornarius.)

(68) « Il arrive rarement que des citadins soient sujets à des accidents. » (Gardeil). Ce n'est pas le sens : « Rarò enim... civiles et hostiles expeditiones fiunt. (Cornarius).

(69) « De véritables guerres. » (Daremberg). Ce n'est pas tout à fait rendre le texte, qui parle de *batailles entre les concitoyens et avec les ennemis du dehors*, πολιτικαὶ καὶ πολεμικαί. Dacier n'est pas dans le vrai quand il traduit : « Il est rare que nos villes aient la guerre entre elles ou avec leurs voisins. » En outre, c'est une tautologie: car faire la guerre entre villes, c'est l'avoir avec des voisins.

(70) « Nous avons, au contraire, des exemples très-fréquents de guerres étrangères. » (Demercy). La version littérale donne : « Talia autem sæpissimè ac continuè quidem circa externa bella contingere solent. » Cornarius traduit *sæpè et frequentissimè*. ξυνεχέστατα est mieux rendu par *assiduè* dans Foës.

(71) « Externos exercitus sequi. » (Cornarius, Foës). « Suivre les armées qui vont faire la guerre contre les ennemis. » (Daremberg). Dacier traduit mal : « Doit chercher la guerre chez les étrangers. » On voit qu'on a eu tort de conclure de ce passage que ce traité n'a pu être écrit à l'époque de la guerre du Péloponèse.

(72) Foës, qui généralement est un interprète très-sagace, paraît n'avoir pas bien compris cette transition : « Ac de his, quod maximè

mander le plus d'art : bien reconnaître les signes (propres à déceler la présence) des traits restés dans les chairs (73), c'est la plus importante branche de l'art et de la chirurgie militaire. Par ce moyen, on n'abandonnera pas, faute de connaître sa blessure, un malade qui d'abord n'aurait pas été pansé suivant les règles (74) ; celui-là seul qui a l'expérience de ces signes pourra entreprendre la cure comme il convient. — Nous avons traité (75) de tous ces points dans d'autres ouvrages (76).

§ III. Commentaire médical.

SOMMAIRE ANALYTIQUE DU TRAITÉ DU MÉDECIN.

Cet opuscule est un fragment précieux d'un manuel de chirurgie consacré surtout aux éléments de la science, mais

---

ad artem mihi pertinere videtur, *hoc dixisse satis est.* » (Foës). — Omis. Dacier.

(73) «Les symptômes propres aux blessures faites par *chaque espèce d'arme en usage.* » (Daremberg). τῶν ὅπλων ἐνόντων σημεῖα signifie proprement *les signes des armes qui sont dedans.* C'est dans ce sens que les interprètes l'ont entendu, comme moi : « Tela in corpore existentia, (Cornarius) « hærentia » (Heurn), «in corpus subeuntia » (Foës), «restés dans le corps. » (Dacier, Gardeil, Demercy).

(74) « La persévérance de ces signes fait facilement reconnaître l'ignorance de celui qui a traité ces plaies. » (Gardeil). Ce n'est pas le sens; on trouve littéralement : «Quibus enim cognitis, non relinqui poterit, ex ignorantiá plagæ, vulneratus quum chirurgicâ arte non tractetur convenienter. »

(75) L'auteur paraît renvoyer à un traité qui jadis faisait partie de la collection hippocratique, celui *des blessures et des traits*, mentionné par Erotien parmi les écrits légitimes (Gloss. Introd. p. 22, éd. Franz), le même, sans aucun doute, que Galien signale sous le titre un peu différent de *Traité des blessures dangereuses.*

(76) L'opuscule *du Médecin* n'est qu'un fragment; je remarquerai que, l'auteur n'ayant pas indiqué son plan, nous ignorons ce qu'il devait contenir encore et ce qui a pu être perdu.

destiné par son contexte au maître comme à l'élève ; il devait servir de guide à l'un et à l'autre. Je remarquerai que cet écrit, comme la plupart des œuvres d'Hippocrate, est à la fois un traité de médecine et de morale, nouvelle analogie qui le relie aux *Opera genuina* de la collection.

L'auteur règle d'abord la conduite que doit tenir un médecin pour avoir de l'autorité : ainsi il détermine les conditions de sa physionomie, de sa mise et de son maintien, ainsi que sa moralité et le mode de ses relations avec les malades.

Il passe ensuite au choix et à la disposition de l'officine ; il fixe les règles à suivre pour l'usage de la lumière, et l'ensemble des instruments et ustensiles nécessaires dans un *armamentarium*, en même temps que les appareils et pièces de pansement. Il entre même dans des détails particuliers sur l'application des bandages.

Après ces préliminaires, il émet quelques principes généraux sur les opérations et la façon d'y procéder. Il traite alors des lancettes aiguës et des lancettes larges, et des ventouses, soit sèches, soit avec scarification, en spécifiant les indications curatives qu'il y a à remplir dans chaque manœuvre opératoire. Vient ensuite l'histoire de la saignée du bras, avec les précautions à prendre pour y réussir.

Il termine par quelques généralités sur le diagnostic et le traitement des abcès, sur la classification des ulcères, sur l'usage des cataplasmes, enfin sur la chirurgie militaire et la manière de s'y rendre habile pour l'extraction des traits, etc.

On voit que cet opuscule est plein de méthode : comme il s'occupe surtout de ce que les modernes appellent la *petite chirurgie* dans nos traités de médecine opératoire, il serait mieux nommé *Traité du chirurgien*, titre qu'il aurait sans doute présenté s'il était postérieur à l'école d'Alexandrie. Au reste, comme l'auteur n'a point indiqué son plan, on ignore quel pouvait être l'ensemble de l'ouvrage ; le fragment qui nous reste ne fait que faire regretter davantage ce qui a été perdu.

Nous n'avons pas cru devoir reproduire ici les notes sur

l'*officine*, les *lancettes*, les *ventouses*, la *saignée*, etc., que nous réservons pour une autre publication.

N. B. — Notre traduction des *OEuvres complètes d'Hippocrate sur la chirurgie* pourra, avec la traduction de la *partie médicale*, déjà publiée par M. Daremberg, embrasser toutes les véritables productions du père de la médecine ; et de plus, en donnant des extraits de Galien, Oribase, Paul d'Égine, Palladius, etc., et des études sur l'école de Cos, elle offrira un tableau de l'ensemble de la chirurgie antique.

Lyon, janvier 1847.

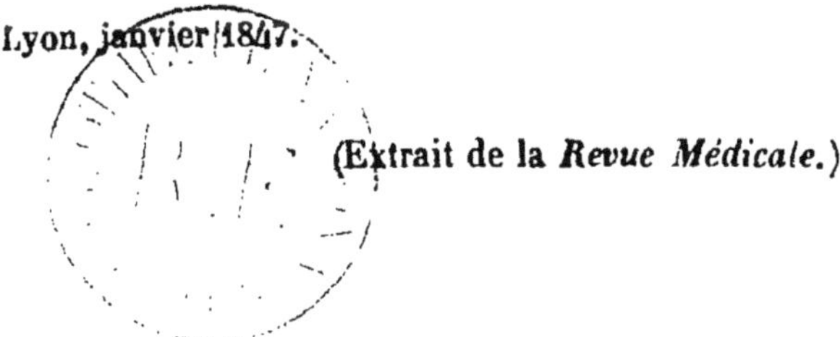

(Extrait de la *Revue Médicale*.)

Paris. — Typographie de H. V. DE SURCY et Cie, rue de Sèvres, 57.